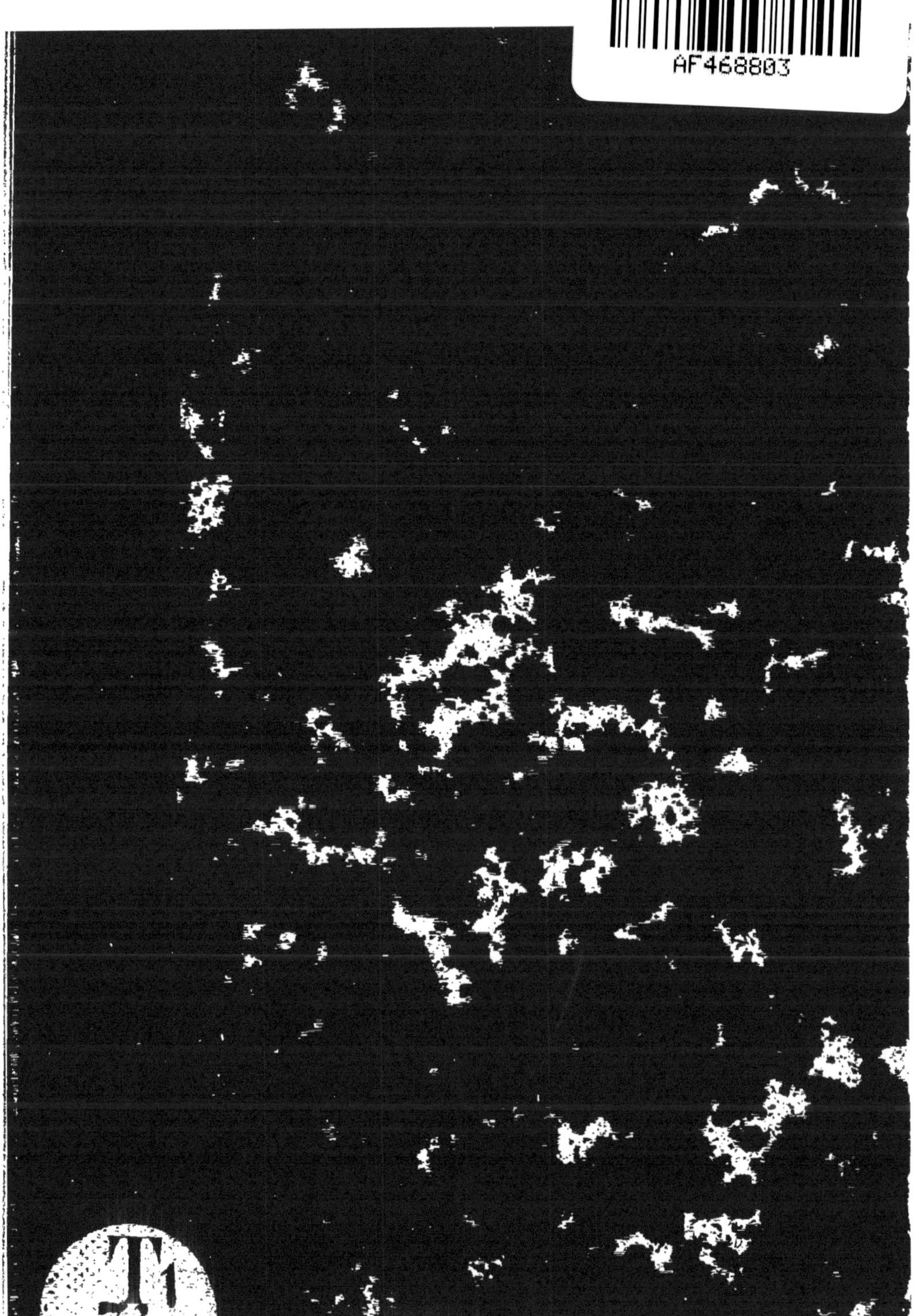

HISTOIRE

DES

FEMMES-MÉDECINS

Paris. — Imprimé chez Jules Bonaventure,
55, quai des Grands-Augustins.

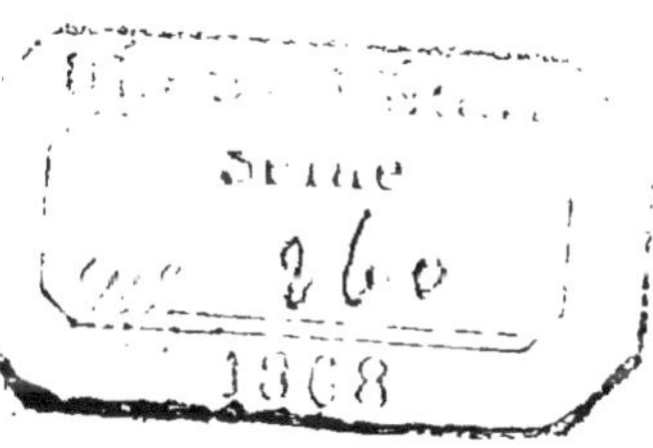

HISTOIRE

DES

FEMMES-MÉDECINS

Depuis l'antiquité jusqu'à nos jours

PAR

H. SCOUTETTEN

Docteur et professeur en médecine
Officier de la Légion d'honneur, commandeur des ordres
impériaux de Saint-Stanislas, de Russie,
du Medjidiê de Turquie, officier de l'instruction publique
Membre correspondant de l'Académie impériale
de médecine de Paris; Membre honoraire de l'Académie
royale de médecine de Belgique, etc.

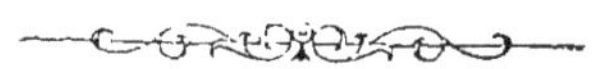

PARIS
IMPRIMERIE JULES BONAVENTURE,
55, QUAI DES GRANDS-AUGUSTINS.

1868

HISTOIRE

DES

FEMMES-MÉDECINS

DEPUIS L'ANTIQUITÉ JUSQU'A NOS JOURS

Lettre à M. Henri Favre, rédacteur en chef de la France Médicale.

Metz, le 26 octobre 1867.

Très-honoré Confrère,

J'ai lu, il y a peu de jours, dans un journal très-répandu (1), un intéressant article sur les Femmes-médecins. L'auteur, homme d'esprit, se plaçant au point de vue de ses nombreux lecteurs, plus amis de la forme littéraire que de l'exactitude scientifique, a émaillé son sujet d'anecdotes amusantes, glissant rapidement sur la question historique.

C'est ce dernier côté, si vous le permettez, que nous examinerons; il n'a jamais été traité, que je sache, par nos historiens spéciaux, ce-

(1) *Le Petit Journal*, 20 octobre 1867.

pendant il offre des faits dignes d'intérêt; l'équité, en outre, commande cette étude: il ne faut pas qu'on puisse reprocher au sexe le plus fort de ne point mettre en relief les mérites du sexe le plus aimable et le plus dévoué au malheur ; nous n'oublierons pas, toutefois, en nous constituant historien, que toute flatterie serait déplacée, et que la vérité seule a des droits absolus à notre respect.

C'est dans la Bible que nous trouvons les premières notions exactes sur les femmes-médecins; et, dès le début, leurs actes les honorent.

Lorsque Rachel, femme de Jacob, se trouvait en danger de mort, au moment où elle donnait le jour à Benjamin, la sage-femme la console, l'encourage et lui dit : « Ne crains pas, car celui-ci est aussi un fils (1).

Plus tard Pharaon, roi d'Egypte, voyant le peuple d'Israël se multiplier avec rapidité, conçut l'horrible pensée de faire tuer par les sages-femmes tous les enfants mâles au moment de leur naissance ; elles résistèrent tacitement aux ordres qu'elles avaient reçus. Pharaon, informé, se fâche, les fait appeler et leur reproche leur désobéissance ; pour s'excuser, elles lui répondent que les femmes des Hébreux étant plus vigoureuses que les Égyptiennes, elles accouchent avant que la sage-femme ne soit arrivée près d'elles (2).

(1) Genèse, chap. XXXV, vers. 17.
(2) *Exode*; chap. 1er, versets 15, 16, 17, 18, 19.

C'est ainsi que Moïse (1) dut d'abord la vie à une sage-femme et que, peu de temps après, il fut sauvé des eaux du Nil par d'autres femmes également inspirées par la pitié.

L'auteur du Pentateuque nous a transmis les noms des femmes courageuses qui conservèrent la vie aux enfants mâles des Hébreux, l'une s'appelait Schiphra, l'autre Pouah (2). « Dieu voulant les récompenser, dit la Bible, fit prospérer leurs maisons. »

Ces documents, fournis par les livres sacrés, nous prouvent que la profession de sage-femme existait chez les Égyptiens, bien avant la migration des Hébreux sur les terres de Pharaon; on peut tenir également comme démontré que les sages-femmes remplissaient toutes les fonctions de médecin, puisque les hommes n'étaient point admis dans les appartements des femmes.

Quelques faits tendent encore à confirmer cette assertion. C'était une femme-déesse qu'on invoquait dans tous les cas de danger occasionné par la maladie. On nommait Bouto cette divinité suprême de l'Égypte; son culte, très-ancien, était antérieur à celui des trois Khamefis, dont la réunion formait une trinité analogue à celle des Indiens, laquelle était représentée par Brahma, Vichnou et Siva. Nous ne

(1) Moïse vivait 1725 ans avant Jésus-Christ.

(2) L'orthographe de ces noms varie beaucoup dans les nombreuses traductions de la Bible, soit en français, soit en différentes langues étrangères; celle que nous donnons est conforme au texte hébreu.

nous appesantirons point sur ces mythes qui, on le sait, répondent tous à des sentiments du cœur de l'homme ou à des forces qui dominent la nature; il suffit de les indiquer pour constater que, dès la plus haute antiquité, la femme a été considérée comme un être secourable et digne de respect.

Revenons à la Bible; nous y trouverons aussi l'indication de l'une des plus anciennes opérations chirurgicales pratiquées par une femme. Moïse étant tombé malade pendant son voyage pour retourner en Égypte, Séphora, sa femme, fit elle-même la circoncision à son fils, et l'Ecriture dit qu'elle se servit pour la pratiquer d'une pierre tranchante appelée צֹר *tsour* en hébreu (1).

Les commentateurs ont disserté longuement sur la nature de cette pierre; ils admettent généralement que c'était une ardoise tranchante; mais cette opinion ne peut plus être acceptée aujourd'hui, puisque les travaux récents des géologues nous ont appris qu'il a existé une époque nommée l'*âge de pierre*, où tous les instruments dont l'homme se servait étaient faits de morceaux de silex rendus tranchants; d'ailleurs la nature des terrains du pays de Gessen ne comporte pas l'existence de l'ardoise. Mais ce qui doit appeler l'attention des savants sur

(1) *Exode*, chap. IV, verset 25. — En commémoration de cet événement, les israélites conservent encore aujourd'hui cette pratique; ils se servent d'une pierre tranchante pour circoncire les enfants mâles *morts* avant le huitième jour de leur naissance.

ce passage, c'est qu'il constate qu'au temps où vivait Moïse, bien que plusieurs métaux fussent déjà connus et employés, les instruments en pierre n'étaient point encore abandonnés.

Les mœurs des Égyptiens, en ce qui concerne les femmes, existaient aussi chez les Indous, et, aujourd'hui encore, les Chinois ne laissent pénétrer que des femmes-médecins chez leurs épouses malades, excepté dans les cas graves (1).

Les Grecs étaient moins sévères ; ils admettaient les hommes pour traiter les femmes malades ; il leur était même permis de pratiquer les opérations les plus délicates et les plus secrètes ; Hippocrate nous donne sur ce sujet des détails très-complets, si complets même qu'il est douteux que les femmes de nos jours consentiraient à se soumettre aux opérations employées alors pour faire cesser la stérilité (2).

Mais, outre les hommes, il existait aussi des femmes-médecins particulièrement employées aux accouchements ; les noms de plusieurs d'entre elles nous ont été transmis ; le plus connu est celui de la mère de Socrate ; elle s'appelait Phénarète : le prince des philosophes avait pour elle un pieux respect ; il ne rougissait pas, comme les esprits vulgaires, de son origine obscure ; il se plaisait même à la rappeler en se donnant à lui-même le nom d'*accoucheur des idées*, faisant ainsi allusion à la puis-

(1) *La Médecine chez les Chinois*, par F. Dabry et L. Soubeiran. 1 vol. in-8, Paris, 1863.

(2) *Œuvres complètes d'Hippocrate*, traduct. Littré, tom. VIII.

sance de sa dialectique, qui parvenait à faire sortir du cerveau de ses interlocuteurs les idées et les déductions logiques qui ne s'en échappaient pas spontanément.

C'est surtout chez les Romains que nous voyons de fréquents exemples de femmes-médecins; les unes exerçaient toutes les parties de l'art médical, d'autres avaient leur spécialité; celles-ci étaient accoucheuses, *obstetrices*, faiseuses de frictions, *iatraleptœ*, ou bien *unguentariœ*, c'est-à-dire enduisant le corps de parfums, de cosmétiques; enfin il y en avait qui pratiquaient le massage, on les nommait *tractatrices;* elles étaient très-recherchées. Martial nous en parle avec éloge :

> Percurrit agili corpus arte tractatrix,
> Manum que doctam spargit omnibus membris (1).

Le philosophe Sénèque choisissait aussi la main douce d'une jeune femme pour assouplir ses articulations enraidies : *An potius*, dit-il, *ut malacissandos articulos exoletis meis porrigam, ut muliercula, aut aliquis in mulierculam ex viro versus, digitulos meos ducat* (2)?

Les femmes-médecins n'étaient point exclusivement bornées aux modestes fonctions que nous venons de signaler; elles étaient appelées dans les gynécées pour y donner leurs soins; on les réunissait même, en consultation, au nombre de cinq, lorsqu'il y avait doute sur l'existence d'une grossesse. Anianus, dans une

(1) Martial, lib. III, epigram. 82.
(2) Seneca, epitol. 66.

lettre à Paul, dit : *Quoties de mulieris prægnatione dubitatur, quinque obstetrices, id est medicæ, ventrem jubentur inspicere* (1).

Ces femmes-médecins, ainsi que cela avait lieu fréquemment pour les hommes, étaient généralement des esclaves : cet état de servitude n'était point un obstacle aux sentiments d'affection que leurs maîtresses concevaient pour elles et qui persistaient quelquefois après la mort; des tombeaux, découverts en différents lieux, attestent des regrets sincères; on en connaît aujourd'hui plus de soixante, nous nous bornerons à citer les inscriptions de quelques-uns d'eux.

Voici l'une des plus anciennes inscriptions, elle nous dit Secunda, esclave de Livilla, médecin.

SECVNDA.
LIVILLÆ. S.
MEDICA.

D'autres inscriptions gravées sur le marbre portent :

ATIA DYNAMIS
OPST.

SALLVSTIA. Q. L. IMERIA
OPSTETRIX. (2)

Ce n'étaient pas seulement les femmes romai-

(1) Laurentii Pignorii Patavini, *de Servis, et eorum apud veteres ministeriis commentarius*, pag. 37. In-4, Patavii, 1656.

(2) Remarquons qu'à l'époque où ces inscriptions furent tracées la lettre *b* du mot *obstetrix* était remplacée par *p*.

nes qui donnaient des témoignages publics de regrets à des esclaves dont elles avaient eu à se louer ; les personnages les plus importants de l'Empire se montraient également bienveillants et très-reconnaissants. On connaît la lettre de Pline le Jeune (1) à l'empereur Trajan, en faveur de l'affranchi Harpocras, qu'il avait pris pour médecin frictionneur (*iatraleptam assumpsi*, dit-il), et qui l'avait guéri. Pline ne se montra pas moins généreux pour Zosime, son affranchi, qui déclamait avec goût, avec justesse et même avec grâce, et qui, après avoir forcé sa voix, fut atteint d'hémoptysie : il en prit le plus grand soin, l'envoya en Egypte pour se rétablir, et plus tard, une rechute étant survenue, il l'envoya dans une campagne du Frioul, chez son ami Paullinus, à qui il adresse une lettre qu'il termine ainsi : « Je vous supplie donc de vouloir bien écrire à vos gens de le recevoir dans votre maison, et de lui donner tous les secours qui lui seront nécessaires : il n'abusera pas de vos bontés, car il est si sobre et si modéré, qu'il refuse non-seulement les douceurs que peut demander l'état d'un malade, mais les choses mêmes que cet état semble exiger (2). »

L'exemple donné par Pline n'était point une exception rare ; longtemps auparavant Cicéron avait donné les témoignages du plus affectueux attachement à Tullius Tiro : cet esclave, secrétaire, et plus tard intendant de son maître, qu'il avait suivi dans son gouvernement de Cilicie,

(1) C. Plinii *Epistolæ*, lib. X, ep. IV.
(2) Plinii *Epistolæ*, lib. V, ep. XIX.

au retour tomba malade à Patras : Cicéron, que ses affaires rappelaient à Rome, le laissa aux soins d'un médecin. C'est à cette circonstance qu'on doit de connaître le dévouement de l'orateur romain à son esclave. « Quoiqu'il soit très-important pour mon honneur, lui écrivait-il, que je me rende à Rome, il me semble que j'ai fait une faute de vous quitter... Je vous demande en grâce de ne pas regarder à la dépense pour rétablir votre santé. »

Dans une autre lettre, Cicéron ajoute : « Vous m'avez rendu des services sans nombre, mais vous y mettrez le comble si vous me donnez, comme je l'espère, le plaisir de vous revoir en bonne santé... Ne vous occupez que de votre santé; je jugerai des sentiments que vous avez pour moi par l'empressement que vous mettrez à vous rétablir (1). »

Dès son arrivée à Rome, Tiro fut affranchi par Cicéron, qui lui donna un domaine où il vécut tranquillement en se livrant aux travaux champêtres et aux plaisirs de l'étude.

Ces courtes citations prouvent suffisamment que, s'il se passait à Rome des actes d'une horrible cruauté envers les esclaves, il y avait aussi des hommes instruits et d'un noble caractère qui justifiaient le titre de *Paterfamilias* par leurs bontés pour leurs serviteurs ; les faits de l'histoire appuient donc les exemples que nous avons rapportés concernant les femmes-médecins.

Nous ne quitterons point la Grèce ni l'Italie

(1) Cicero. *Epistolæ ad familiares*. lib. XVI.

sans rappeler les déesses qui y étaient honorées pour en obtenir des secours dans les cas de maladies; Junon, la reine des dieux, présidait aux mariages et aux accouchements; Diane, Latone, Lucine, qu'on confondait quelquefois en une seule et même personne, obtenaient un culte spécial en faveur des enfants malades et des femmes en couches ; Vénus elle-même n'était point insensible aux malheurs des mortels : lorsque son fils Enée fut blessé au siége de Troie, voyant les efforts du chirurgien Iapis impuissants pour retirer le trait ennemi qui avait pénétré dans la cuisse du héros, elle alla cueillir elle-même, sur le mont Ida, le dictame qui devait vaincre les obstacles et opérer la guérison.

Le poète latin nous signale, en vers harmonieux, le dévouement de la déesse :

Hic Venus, indigno nati concussa dolore
Dictamum genitrix Crœtea carpit ad Ida (1).

Ainsi, soit qu'on examine la vie réelle, soit qu'on consulte les croyances religieuses, les conceptions mythologiques ou poétiques, qui ne sont elles-mêmes que l'expression d'un sentiment populaire, on voit partout et toujours la

(1) Virgile, liv. XII, vers 411. Delille, dans sa traduction de *l'Énéide*, a rendu dans les vers suivants la pensée de Virgile :

Aussitôt du héros dont la force succombe
La mère en gemissant va cueillir sur l'Ida
Cette herbe que le ciel à nos maux accorda,
Le dictame sacré poussant de sa racine
Sa feuille cotonneuse et sa fleur purpurine.

femme jouer un rôle important dans l'emploi des secours physiques ou moraux adoptés pour guérir les maux qui menacent et frappent sans cesse les faibles mortels.

La civilisation et la science n'ont point affaibli ce sentiment instinctif qui nous porte à demander aveuglément des remèdes à tout être compatissant qui nous écoute, et comme la femme, entraînée par son cœur, accourt toujours au premier cri de la douleur, c'est elle qu'on trouve aussitôt au chevet du malade.

Ne cherchons point d'autres causes à l'origine et à la permanence des matrones, des bonnes femmes, des guérisseuses en tous genres; elles ont toujours existé, elles existeront toujours; le reproche mérité d'ignorance ne paralysera jamais l'élan de leur bonne et impressionnable nature, ni n'arrêtera la crédulité publique.

Si nous jetons maintenant un coup d'œil rapide sur les mœurs du moyen âge chez les Arabes et les peuples de l'Occident, nous ne voyons partout que confusion, ténèbres, barbarie; c'est à peine si quelques médecins arabes ou juifs, Avicenne, Averrhoës, Maimonide, etc., conservent la tradition des doctrines philosophiques et médicales des Grecs; les écoles savantes, l'enseignement public disparaissent; le charlatanisme, la magie, les pratiques superstitieuses envahissent tout, elles étouffent la science.

Chez tous les peuples de l'Orient, les hommes approchent rarement les femmes malades; ce sont les femmes qui jouent le rôle de médecins, bien qu'elles n'aient reçu aucune instruction spéciale. Sous la tente de l'Arabe, c'est la mere ou la femme la plus âgée qui fait l'office d'accoucheuse; lorsque des difficultés se présentent, on a recours aux amulettes, aux pratiques les plus bizarres et les plus dangereuses; si les accidents ne cessent point, la femme meurt (1).

Depuis le séjour des Français en Algérie, nos médecins sont quelquefois consultés par les femmes; dans mes voyages en Afrique et en Orient, cela m'est arrivé une fois à Alger, la femme est restée voilée, et une autre fois à Constantinople, et toujours en présence du mari.

Il y a cent ans à peine que les habitants des campagnes, en France, étaient presque totalement dépourvus de médecins, ils étaient remplacés par les médicastres des deux sexes et les guérisseurs ambulants, industriels qui n'ont pas encore disparu et qui trouvent toujours sur les places publiques des dupes qui se laissent prendre à leurs promesses.

Jusqu'au XVIIe siècle la pratique des accouchements était complétement exercée par des femmes qui, en outre, donnaient leurs conseils et leurs soins aux enfants et à toute la famille, abus qui n'a pas encore totalement disparu.

Ce fut sous le règne de Louis XIV que l'on vit quelques hommes acquérir, comme accoucheurs, une grande réputation : le roi lui-même contribua à consolider et à développer cette

(1) Il en était de même chez les Grecs de la haute antiquité; le mot ΜΑΪΑ, resté dans la langue, signifie également *grand'mère* et *sage-femme*.

innovation; il fit appeler, le 27 décembre 1663, l'habile chirurgien Clément Julien, pour accoucher sa maîtresse, Mlle de La Vallière. Clément, cependant, ne fut pas le premier, ainsi qu'on l'a avancé, qui se livra à la pratique des accouchements; il avait été précédé par Jacques Le Fèvre dont il était l'élève (1), ainsi que par Guillemeau (1598) et Mauriceau (1660).

Jusqu'à cette époque les femmes exerçaient sans partage les fonctions d'accoucheuses, même près des personnages de la plus haute distinction.

On trouve, dans le compte de la trésorerie de la reine Anne de Bretagne, pour l'année 1493-94, document fourni par M. Jal, que Thomine Boudeville était sage-femme de la reine, et que sa fille épousa Pierre Bay, premier valet de chambre et maître de la garde-robe, lequel reçût de la reine, à cette occasion, mille livres tournoys.

Le registre de l'épargne du roi Charles IX, pour l'année 1572, contient l'acte suivant :

« A Ysabeau-Beaudouin, sage-femme de la « Royne Elisabeth d'Autriche 1250 liv. pour ses « services et bon debuoir qu'elle aurait faict à « l'endroit de la personne de la d. dame le jour « de son accouchement.... le surplus de laquelle « somme montant pareille somme de 1250 l. lui « sera payée en l'année prochaine. »

Péronne Du Moutier, sage-femme d'Anne d'Autriche, reçut, même après sa mort, un témoignage d'intérêt et de bienveillance : ses fu-

(1) Eloy. *Dictionn. histor. de la médecine.*

nérailles furent faites aux frais de la reine ; voici le document qui l'atteste :

« 1er novembre 1648, conuoy et service pour « deffuncte madame Peronne Du Moutier, sa- « ge-femme de la Royne et des filles de France « et ancienne jurée au Chastelet, veuve de feu « M. de la Plancke, demeurant rue Saint-Ho- « noré, prés le palais Cardinal, inhumée aux « Saints-Innocents. »

Depuis cette époque la position des sages-femmes s'est amoindrie, les hommes les ont remplacées dans toutes les occasions importantes ; la loi leur défend même de faire usage des instruments indispensables pour terminer un accouchement laborieux sans l'assistance d'un médecin.

Malgré cette sévérité apparente, qui n'est au fond qu'un acte de prudence, la France n'a jamais repoussé, à cause de son sexe, une femme qui aspirait au titre de docteur ; nous pourrions en signaler plusieurs qui l'ont obtenu, mais la plus digne d'être citée est Mme Boivin, qui publia, avec son gendre Dugès, professeur à la Faculté de médecine de Montpellier, un ouvrage en deux volumes sur les maladies de l'utérus (1). Ce livre, publié en 1837, est encore consulté avec fruit : le nom de l'auteur est suivi des titres que voici : *Mme Boivin, docteur en*

(1) *Traite pratique des maladies de l'utérus et de ses annexes.* 2 vol. in-8, 1837, avec atlas in-4, contenant 41 planches représentant 116 figures avec explication.

médecine, décorée de la médaille d'or du mérite civil de Prusse (1).

Nous ne devons pas omettre de rappeler le nom de Mme Ve Lachapelle, née à Paris le 1er janvier 1769, morte le 4 octobre 1861. Ce fut en grande partie sur le plan qu'elle fournit, et qui lui avait été demandé, que le grand établissement, appelé aujourd'hui Hospice et École de la Maternité, fut construit. Elle en fut nommée directrice, sage-femme en chef et première institutrice ; elle seconda très-habilement Baudelocque qui y fut aussi nommé professeur, et leurs travaux ont contribué à l'illustration de cette institution philanthropique.

Depuis quelques années, l'Amérique, l'Angleterre, la Suisse, ont également décerné à des femmes intruites le titre de docteur en médecine, après leur avoir fait subir les examens exigés par les lois de ces divers pays. Tout récemment, les journaux nous ont appris que les femmes-médecins de Londres (*the Ladies medical College of London*), réunies en assemblée, le 1er octobre 1867, ont tenu leur quatrième session à Hanover-square Rooms, en présence d'une nombreuse assistance où se trouvaient d'éminents médecins.

Dans cette séance le docteur Aldis, membre du *Medical-Royal-College*, a fait connaître que,

(1) Mme Boivin a fait construire en 1825 un des meilleurs speculum que nous possédions ; c'est elle aussi qui a inventé l'embout, petit instrument qui évite les douleurs provoquées par l'introduction du speculum vide.

depuis trois ans, cinquante jeunes dames s'étaient fait inscrire pour suivre les études médicales, et que la plupart étaient devenues des praticiennes distinguées.

L'Amérique ne pouvait pas rester en arrière: depuis quelques années les femmes-médecins y sont nombreuses, plusieurs ont fait campagne pendant la rude guerre des États du Nord contre ceux du Sud; l'une d'elles était à Paris il y a peu de temps, elle suivait assidûment, à l'hôpital de la Charité, la clinique de mon ancien ami, le professeur Velpeau.

Le journal *the American*, du 9 octobre dernier, parle avec éloge du docteur Anna Densmore, qu'il cite comme l'un des professeurs distingués du collège médical de New-York, et comme une très-belle femme, dans la fleur de l'âge, au maintien calme et distingué. Anna Densmore a fait le voyage d'Amérique à Londres pour assister à la séance du *the Ladies medical College*.

Tout récemment l'université de Zurich vient d'accorder le titre de docteur en médecine à Mme Souskof, qui avait d'abord subi, il y a cinq ans, un examen au gymnase de Saint-Pétersbourg; elle suivait les cours de l'Académie médico-chirurgicale pour y achever ses études lorsque le gouvernement russe a, tout à coup, retiré aux femmes l'autorisation de se livrer à la pratique de la médecine. C'est ce motif qui a déterminé Mme Souskof à quitter la Russie pour se présenter à l'université de Zurich où elle a été admise à prendre ses grades (1).

(1) *Gazette hebdomad. de médec. et de chirurg.*, 18 octobre 1867, pag. 672. Paris.

Cette proscription est elle un bien, est-elle un mal? A cette question nous répondrons, sans hésitation, que tout ce qui, sans nécessité évidente et absolue, restreint la liberté, est un mal. Autant nous admirons et honorons les sentiments d'abnégation, de dévouement et de charité qui, dans tous les temps et dans tous les lieux, ont porté la femme à secourir l'infortune et à calmer la douleur, autant nous redoutons les élans d'un zèle ardent et la pratique d'un art que la science ne guide point. Nous ne saurions confondre, en effet, les soins secondaires qu'inspirent la bienveillance et l'amour du prochain avec les fonctions actives du médecin et du chirurgien. Combien d'études, de travaux pénibles et même repoussants ne sont-ils pas indispensables pour acquérir la connaissance de la structure anatomique de l'homme, pour découvrir les causes qui troublent l'harmonie des fonctions? N'y a-t-il point d'ailleurs une sorte d'opposition antipathique entre la nature délicate et gracieuse de la femme et les labeurs de l'amphithéâtre? Peut-on, en outre, facilement admettre que la main délicate qui semble faite pour calmer les maux en les caressant, viendra avec impassibilité enfoncer le fer et verser le sang?

Non, cela répugne à nos mœurs, à nos habitudes; un sentiment de pudeur et de délicatesse nous porte, avec raison, à éloigner les femmes des opérations chirurgicales : ce n'est pas trop de l'énergie morale et de la force physique de l'homme pour le mettre à la hauteur de sa mission. D'ailleurs, quelle attitude une femme, jeune encore, peut-elle avoir dans un hôpital, dans une ambulance qui ne renferment que des hommes !

Ces motifs m'éloignent totalement des encouragements donnés à Londres par le docteur Aldis : Si, en France, quelques jeunes femmes, entraînées par leur imagination, se livraient aux études médicales dans l'espoir d'acquérir un nouveau moyen d'indépendance et de distinction, elles ne tarderaient point à reconnaître qu'elles ont pris une mauvaise route pour parvenir aux honneurs et à la fortune.

Maintenant que des femmes se livrent spécialement à l'étude des maladies inhérentes à leur sexe, qu'elles pratiquent même quelques opérations de la petite chirurgie, rien de mieux; ces faits sont acceptables, ils sont entrés dans nos usages, et des institutions particulières sont fondées pour seconder ce besoin de la société ; mais aller plus loin, c'est marcher vers l'inconnu, c'est braver un danger.

Il n'entre pas dans notre pensée, nous le répétons, d'entraver la liberté, d'opposer des barrières aux aptitudes, aux aspirations; si des femmes énergiques et d'un caractère exceptionnel se présentent pour porter avec dignité la toge doctorale, ne les repoussons pas ; mais ne les appelons pas non plus vers nous, elles pourraient être dupes d'illusions regrettables; laissons la femme remplir le rôle que la nature lui a assigné, et, comme dit le proverbe italien : *Lascia la donna ove ella sta.*

Tels sont, très-honoré Confrère, les faits principaux qui se rattachent à l'histoire des femmes-médecins ; nous aurions pu y ajouter des détails d'un intérêt secondaire, mais, averti par le poète qui nous dit :

Qui ne sait se borner ne sut jamais écrire,

j'ai dû m'arrêter.

Si vous pensez que ce travail puisse intéresser vos nombreux lecteurs, faites-en l'usage qui vous paraîtra le plus convenable, je le livre avec déférence à votre appréciation, ne prétendant à d'autre mérite qu'à celui d'avoir recueilli quelques documents pouvant servir un jour, peut-être, à entrer dans l'histoire de la science.

Veuillez agréer, Très-honoré Confrère, l'expression des sentiments les plus distingués de votre serviteur.

SCOUTETTEN.

(Extrait du journal *La France médicale*, nos 98 et 99, 1867).

Paris.—Imprimé chez Jules Bonaventure, 55, quai des Augustins.

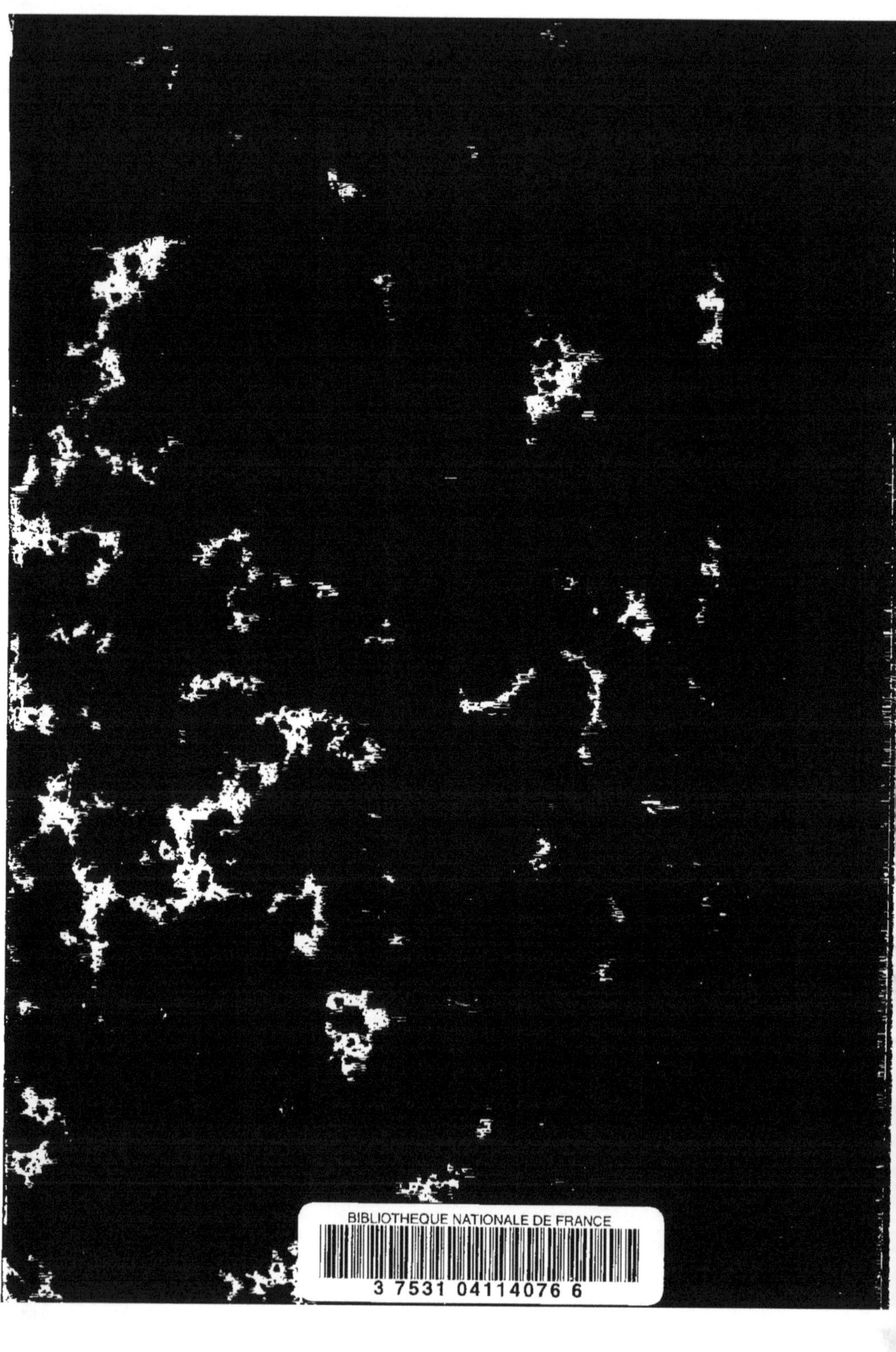

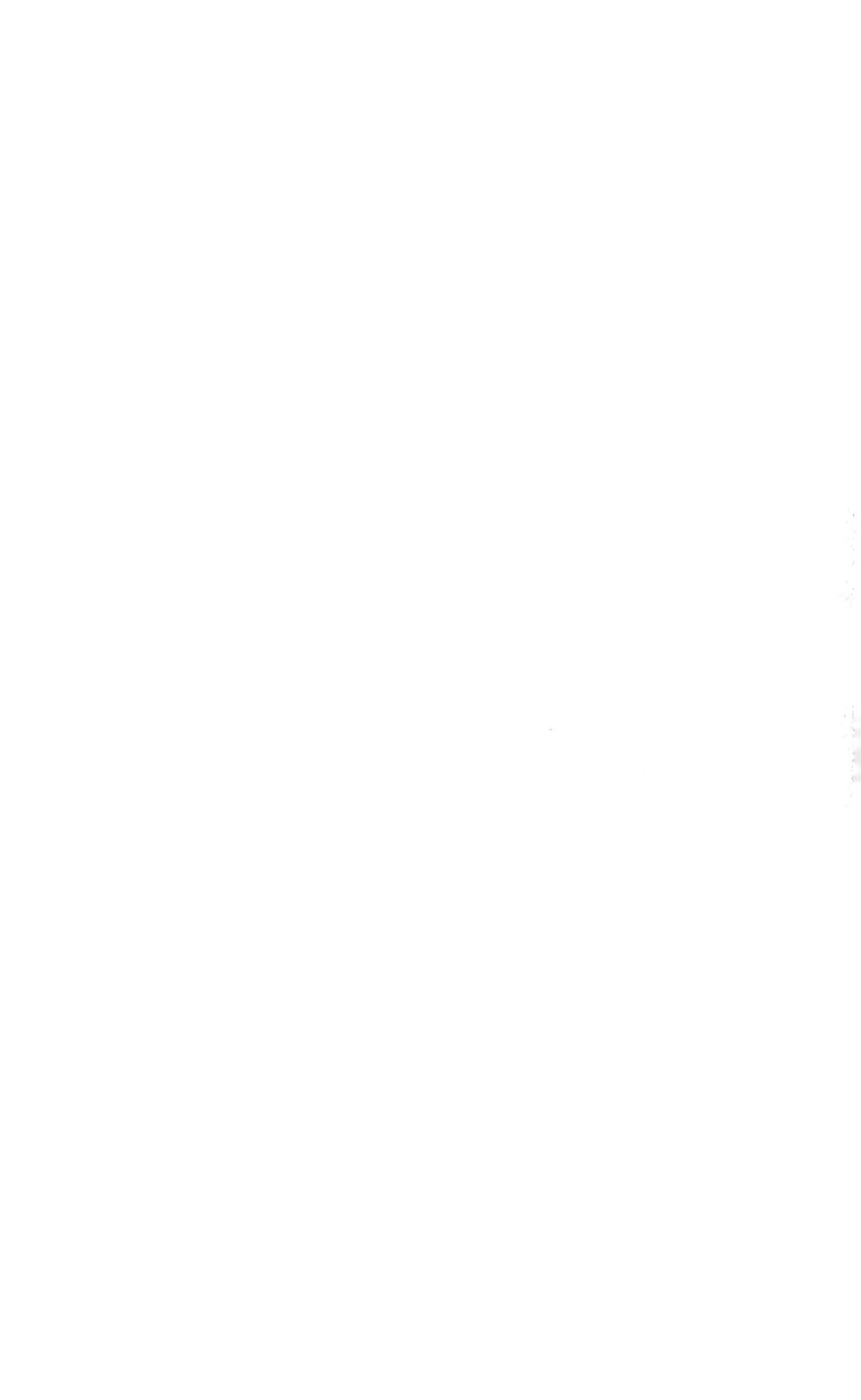

www.ingramcontent.com/pod-product-compliance
Ingram Content Group UK Ltd.
Pitfield, Milton Keynes, MK11 3LW, UK
UKHW020224200726
13856UKWH00004B/1598

9 782011 907462